RecLifing remedies

Аптека Возрождения

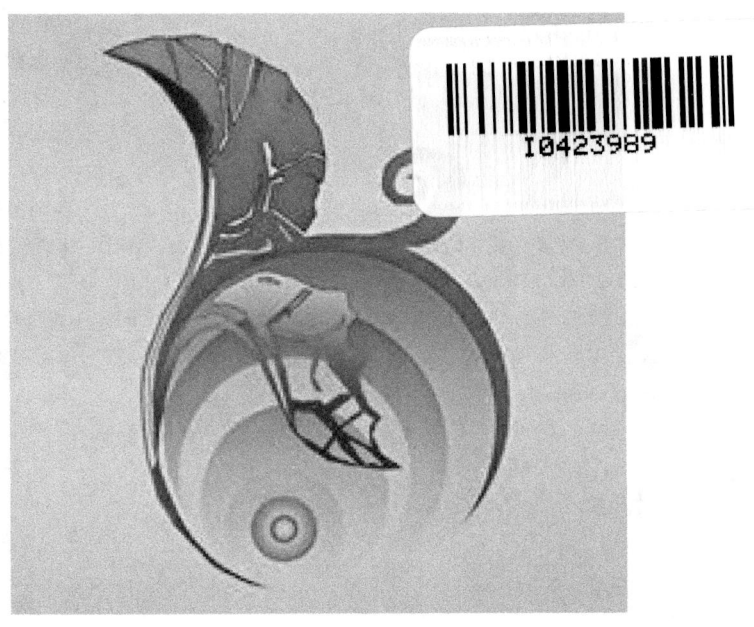

+1 347 610 2676
skype: reclife4
admin@reclifing.com

Мы верим, что мир создан мудростью Творца. Создавая его, Всевышний заложил в "программу" все, что необходимо человеку для благополучной и счастливой жизни. Воздух, воду, еду. И лекарства. Обо всем этом написано в Торе, Талмуде, книгах наших мудрецов. Группа исследователей "*RecLifing remedies*" ведет скрупулезную работу по поиску и изучению этой информации.

Сегодня на рынке Wellness огромное количество пищевых добавок, натуральных и синтезированных лекарственных средств. У нашей аптеки есть то, что отличает ее от других: она основывается на многовековой мудрости, полученной нашими праотцами непосредственно от Создавшего мир.

генеральный директор "*RecLifing remedies*" д-р Нехама Мильсон.

ВНИМАНИЕ!!!

Мы и наша "Аптека Возрождения" верим, что растения имеют целебные свойства. Однако, продукция «Аптеки Возрождения» не имеет сертификата FDA. Наши продукты не предназначены для диагностики, лечения, или профилактики болезней. Обратитесь к вашему лечащему врачу перед использованием, если вы страдаете острыми или хроническими заболеваниями, беременны, кормите грудью, или принимаете лекарственное лечение.

Мор

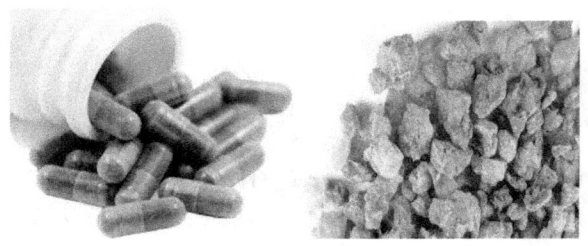

90 капсул $60

Удивительные свойства смолы миррового дерева известны восточным народам издревле.

Действие: антисептическое, заживляющее, очищающее, противовоспалительное, отхаркивающее, антибактериальное, противогрибковое, гипохолестеринемическое, антидепрессивное, регенерирующее, стимулирующее менструацию, спазмолитическое, дезинфицирующее, иммунный стимулятор.

Мы чаще всего применяем **Мор** в качестве сильнейшего природного антибиотика и противовоспалительного средства.

При острой инфекции в первые три дня 2 капсулы, каждые 2 часа (кроме часов сна), затем 11 дней по 1 капсуле 3 раза в день, после еды.

При хронической инфекции 1 капсула 3 раза в день в течении месяца, если ваш натуропат не порекомендовал более длительный прием.

Для профилактики заболеваний в опасные периоды 1 капсула в день.
ВНИМАНИЕ!!! Не принимайте решение о лечении без совета вашего лечащего врача. ВНИМАНИЕ!!! ВНИМАНИЕ!!! Строго противопоказан беременным, вызывает выкидыш!!!

Любене

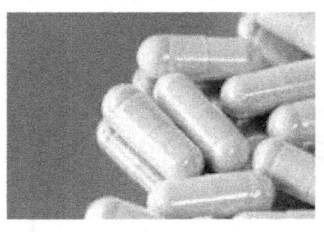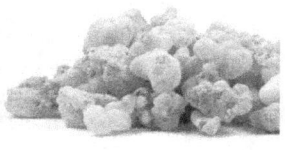

90 капсул $60

Волшебный эликсир из еврейских сказок. Смола дерева рода Босвелия славится среди знатоков своими удивительными свойствами:
дает энергию, улучшает сон и облегчает утреннее пробуждение, помогает при болях в спине и суставах, нормализует углеводный обмен, артериальное давление, облегчает усвоение витаминов и кальция пищи. Принимается 3 капсулы в один прием вечером.

Цабр

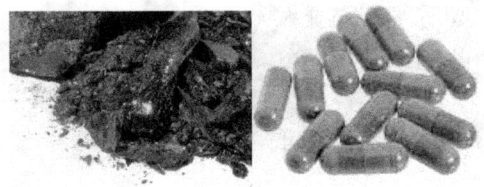

30 капсул $20

У ближневосточных народов не возникает вопросов, какое средство использовать для стимуляции кишечника. Конечно же нет лучшего слабительного, чем высушенный сок нескольких сортов алое - цабр, или цабур в арабском произношении. Есть у этого удивительного средства интересное побочное свойство, за которое его особенно любят традиционно многодетные восточные мамы. Оно повышает количество и качество грудного молока.

особенность цабра в том, что к нему не возникает привыкания. Люди с хроническими запорами принимают его длительное время, постепенно приучая свой организм к оптимальному освобождению. Принимать по 1 капсуле вечером.

Рашад

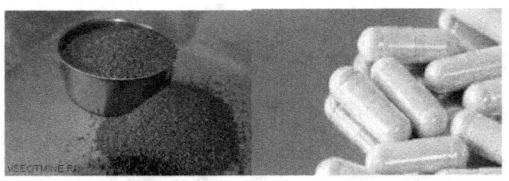

90 капсул $60

Семена кресс салата (рашад) хорошо знакомы еврейским и арабским целителям. Они богаты солями железа, калия, кальция, фосфора, йода, содержат протеин, тиамин, рибофлавин, аскорбиновую кислоту (витамина С), каротин (провитамина А). В семенах много (до 50 и даже 60%) жирного масла. Любой марроканской или йеменской женщине известно, что Рашад помогает забеременеть женщинам с нерегулярным менструальным циклом. А вот то, что Рашад сжигает все вредные жиры, как подкожный, так и брыжеечный, и даже внутрисосудистый (нормализует уровень холестерина) мало кто знает!

Принимать по две три капсулы во время самой калорийной трапезы (обычно обед)

Антиартритная программа

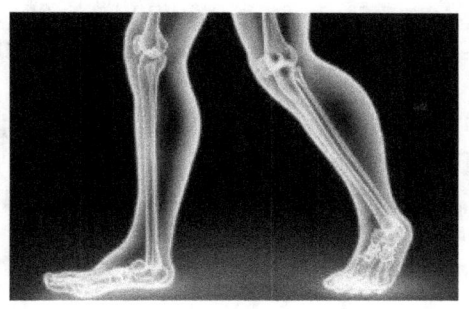

Курс на месяц 90 капсул +90 капсул $90

Easydance (Frankincense + Myrrh)
1 капсула x 3/д (максимальная доза 2 капс x 3/д)
Noninflamm (Turmeric, Willow , Licorice)
1 капсула x 3/д (максимальная доза 2 капс x 3/д)

Мощное противовоспалительное действие при заболеваниях суставов сочетания Мора и Любене изучено европейскими и японскими университетами.

Кора белой   ивы была первым источником аспирина - нестероидного противовоспалительного средства, которое, в отличии от синтезированных аналогов не вызывает раздражения слизистой оболочки желудочно-кишечного тракта. Тумерик известен как очень сильное противовоспалительное, согревающее и обезболивающее средство, а солодка считается природным аналогом стероидных гормонов.

CheerUp

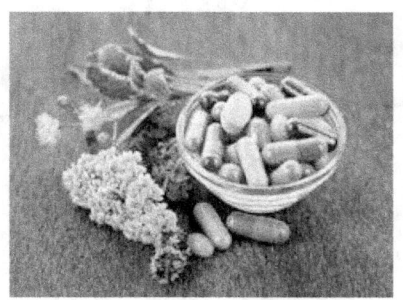

180 капсул $90

Saint-John's-wort , Valeriana roots, Ashvaganda, Borage.

Идеально подобранное соотношение расслаб-ляющих и стимулирующих трав, в сочетании с веками проверенными антидепресантами Зверо-боем и Боражем. По исследованиям европейских ученых эффект от принятия зверобоя при де-прессиях средней и средне-тяжелой степени сравним с классическими антидепресантами. Бораж так же называют травой счастья. Сбор может быть эффективен при панических аттаках и повышенной тревожности.

2 капсулы 3 раза в день

Антидиабетическая программа

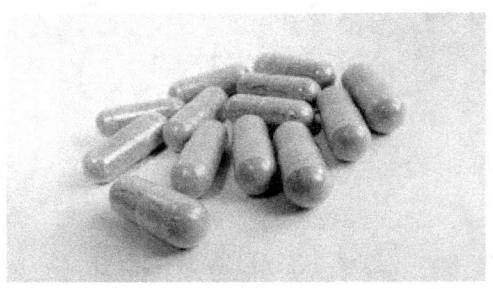

Курс на месяц 180 капсул $90

Burcucine
Burdock root, Turmeric, Cinnamon

Корень лопуха называют природным инсулином, он способен нормализовать уровень сахара в крови. О Тумерике и Корице исследователи пишут, что замечен не только положительный эффект нормализации углеводного обмена, но и профилактика сосудистых осложнений диабета.

2 капсула 3 раза в день после еды

Программа снижения веса

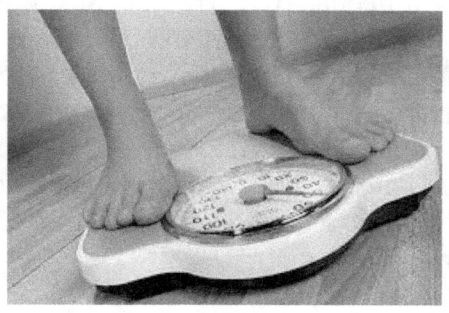

Курс на месяц $120

Eatabit (Laminaria, Chia seeds, Garcinia Cambogia)

2 капсулы x 3 раза в день за полчаса перед едой с 1-2 стаканами воды

Slenderizer (Rashad (Cress seeds), Cinnamon, Turmeric)

2 капсулы x 3 раза в день после еды

Ламинария и семена чии богаты витаминами, аминокислотами и Омега 3, что при приеме за 30 минут до еды позволяет насытить клетки организма, и таким образом снизить аппетит. Кроме того эти препараты разбухают в жидкости, и создают чувство наполненности. Камбоджийская гарциния известна как одно из самых активных растительных средств для снижения веса. Она подавляет синтез жиров, способствует сжиганию жира и, за счет регуляции углеводного обмена и активизации серотониновой активности, понижает аппетит.

Рашад сжигает вредные жиры в организме (подкожный жир, брыжеечный и внутрисосудистый), турмерик и корица также способствуют ускорению метаболизма. Благодаря идеально подобранному сочетанию этих трех растительных препаратов, принимаемая пища становится тем, чем и должна быть в норме - источником питательных веществ и энергии, а не сантиметрами на талии.

Программа чистки организма "Детокс"

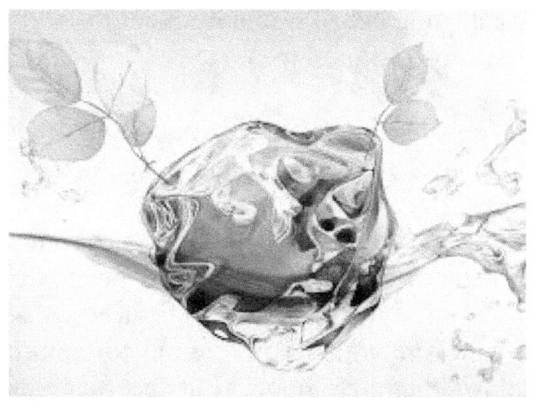

Стоимость набора для 4 этапов чистки $120

Физическое состояние в первую очередь зависит от чистоты организма. Мы живем, не задумываясь об этом, используя свое тело как безразмерную помойку. В среднем взрослый человек, не проводящий периодических чисток, носит в себе около 5 кг слежавшихся каловых масс, которые годами отравляют организм. А мы еще добавляем ежедневно пищу, которая не несет в себе никакой пользы, и, зачастую не перерабатывается организмом, а продолжает оседать в кишечнике.

Путь к физическому здоровью пролегает через "генеральную уборку"... И, к сожалению, нет ни обходного пути, ни лифта.

Процесс физического очищения состоит из четырех этапов очищения:

- Первый этап – очищение кишечника,
- Второй этап – очищение желчных путей, печени,
- Третий этап – общая чистка организма,
- Четвертый этап - очищение легких.

Первый этап производится с помощью Цабра, который обеспечивает очищение кишечника, и длиться 3 недели. Второй этап длиться три дня. В это время предписана строгая диета, и необходимо проводить специальные очистительные процедуры, описанные в сопроводительном файле. Кроме того необходимо принимать специальный чай (хмель, дягиль, ромашка, календула, крапива). На третьем этапе нужно принимать специальный травяной напиток для очищения крови и лимфы (крапива, корень лопуха, кресс-салат, чапараль). И четвертый этап сопровождается приемом специального чая и дыхательной гимнастикой. На протяжении всей чистки (7,5 недель) рекомендуется минимизировать количество мяса в рационе, в идеале перейти на вегетарианскую диету (по возможности!).

Файл с подробным разъяснением порядка чистки, вы получите вместе со своим набором.

RecLife Teas
Травяные Чаи "Возрождение"

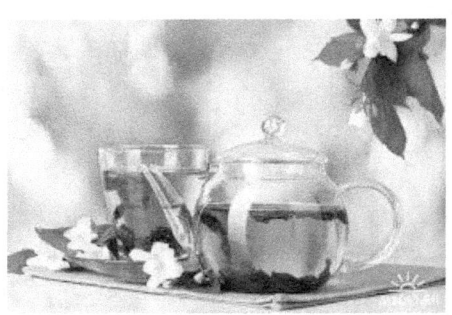

250 мг $16

Для заваривания 1 ч\л сбора залить стаканом кипятка, настоять 10-15 минут.

Cold&flue

Человек, любящий бесплатные медицинские советы спрашивает врача:
- Доктор, что Вы делаете, когда простужаетесь?
- Чихаю! - отвечает ему доктор
А мы пьем наш замечательный чай *Cold&flue* и прекращаем чихать. Еще лучше пить чай в холодное время суток с профилактической целью

Chamomile Flowers
Shizandra berries
Lemon Peel
Willow Bark
Eucalyptus
Menthe
Blackberry leaf

Headache free

Этот чай может избавить от любого типа головной боли! Даже если причина в визите тещи! Просто выпейте по чашке чая вместе. Немедленный эффект.

Chamomile Flowers
Ginkgo Leaf
Hibiscus Flower
Passionflower
Willow Bark

Woman's health

Женские критические дни могут оказаться просто ужасными! Боли в животе, головная боль, нервозность и другие неприятные проявления. Проведи эти дни с комфортом! Пей свой любимый чай и забудь о страдании.

Angelica Root
Chamomile Flowers
Passionflower
Valerian Root
Schisandra Berry

Good night tea

Мягкое средство улучшающее сон, выпей чашку чая через 15-20 минут после ужина и спи крепко и сладко до утра! Также обеспечивает легкое просыпание! Вкусно!

Chamomile Flowers
Hibiscus Flower
Lemon Peel
Passionflower
Valerian Root

Joyful heart

Прекрасный чай полезный для сердца. Легкий успокаивающий и мочегонный эффект, способен нормализовать артериальное давление, укрепляет сосудистую стенку, понижает плохой холестерол

Ginkgo Biloba
Willow Bark
Chamomile
  Ashwagandha
  Valerian
  Passionflower
  Hibiscus

Just tasty tea

Просто очень вкусный чай без кофеина. Угости своих друзей этим волшебным напитком, и слава гостеприимной хозяйки тебе обеспечена. Идеален для теплых дружеских чаепитий, особенно вкусен холодным!

Lemon balm
Chamomile Flowers
Hibiscus Flowers
Orange peel
Strawberry leaf

Все книги д-ра Нехамы Мильсон

"Путешествия по Я-Мирам". Сборник целительских сказок

"Путешествия по спирали времени". Сборник целительских сказок

"Счастливая семья за 21 день". Мастер-класс для мудрых женщин

"Любовь с первой мысли". Пошаговое пособие к поиску пары

"ЗдОрово. Энциклопедия здоровой семьи"

"РекЛайфинг - возроди себя к жизни". Краткое пособие по авторской коучинговой практики Нехамы Мильсон

Купить книги Нехамы Мильсон можно на сайте www.reclifing.com
или на
www.amazon.com поиск по имени автора Нехама Мильсон

Знакомимся ближе!

www.reclifing.com
www.doc-nehama-ru.blogspot.com
www.facebook.com/groups/yadnehama
admin@reclifing.com
scype: reclife4